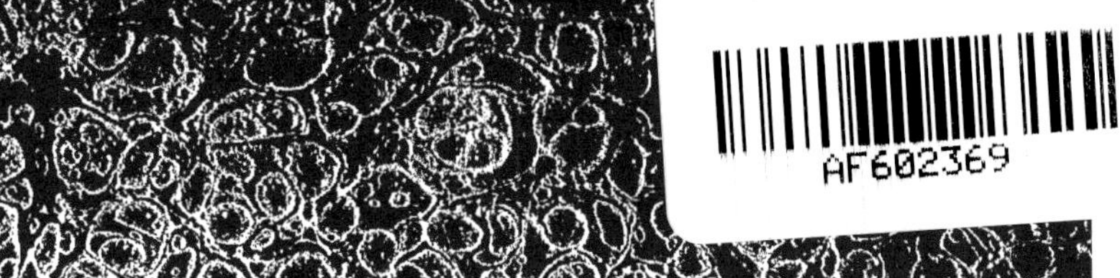

Te7
313

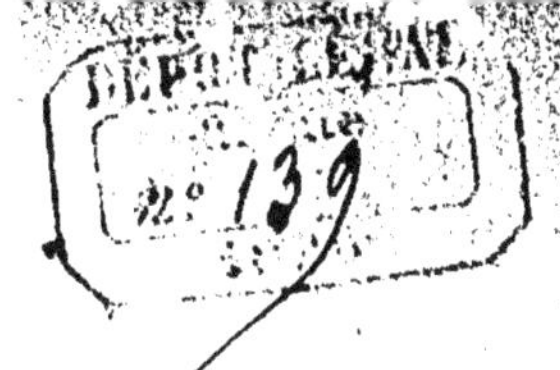
DÉPÔT LÉGAL
n° 139

Dr RAYMOND HEYLLÈS

Zouge

Considérations
Physiologiques et Thérapeutiques
sur l'Eau Chaude
en Lavements

Te7

rie A. Rey, Lyon.

Considérations Physiologiques et Thérapeutiques

SUR

L'EAU CHAUDE EN LAVEMENTS

Te
313

Lyon. — Imp. PITRAT AINÉ, A. REY Succ., 4, rue Gentil. 12894

Considérations Physiologiques et Thérapeutiques

SUR

L'EAU CHAUDE EN LAVEMENTS

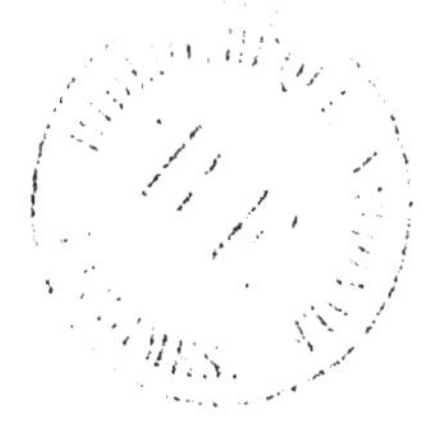

PAR

Le Dr R. HEYLLES

LYON
A. REY IMPRIMEUR DE LA FACULTÉ DE MÉDECINE
4, RUE GENTIL, 4
1896

INTRODUCTION

Grâce à ses propriétés antiseptiques, antiphlogistiques, et hémostatiques, l'eau chaude rend tous les jours d'inappréciables services en chirurgie (oculistique, gynécologie).

Des essais isolés ont bien été faits pour l'appliquer en médecine sous forme de lavements, mais les résultats obtenus par ces applications n'ont jamais été groupés. Il nous a paru qu'en rapprochant tous les cas où les lavements d'eau chaude avaient été employés, on pourrait en dégager des lois générales, et, par suite, indiquer de nouvelles applications possibles. C'est à M. le professeur R. Tripier que nous devons l'idée première de ce travail et les documents inédits que nous publions. Qu'il nous soit permis de le remercier de la bienveillance qu'il n'a cessé de nous témoigner dans le cours de nos études médicales et de l'honneur qu'il nous fait en acceptant la présidence de cette thèse.

Considérations Physiologiques et Thérapeutiques

SUR

L'EAU CHAUDE EN LAVEMENTS

HISTORIQUE

L'eau chaude a été employée de tout temps comme agent thérapeutique et, pour en faire l'historique complet, il faudrait remonter aux temps les plus reculés. Nous nous bornerons donc à constater que ses propriétés antiphlogistiques et hémostatiques sont connues et utilisées depuis fort longtemps.

Pourtant il faut arriver à la seconde moitié de ce siècle pour voir l'eau chaude, sous forme d'injections vaginales ou rectales, employée d'une façon systématique dans le traitement de maladies bien déterminées.

C'est Trousseau qui, en 1853, semble avoir été le premier à préconiser, dans les cas de métrorragie, l'emploi de l'eau chaude comme moyen d'hémostase bien supérieur à l'eau froide. L'idée première de ce traitement lui vint à la suite de l'observation suivante : « Si l'on trempe ses mains l'une, dans l'eau à 0 degré, l'autre dans l'eau à

40 degrés pendant quelques minutes, on constate qu'elles subissent, quelques instants après leur sortie de l'eau, une réaction en sens opposé : celle plongée dans l'eau froide devient chaude et congestionnée; le contraire a lieu pour celle trempée dans l'eau chaude. Il en est probablement de même pour l'utérus où l'hémorragie pourra être arrêtée pendant un court espace de temps par l'eau froide mais où elle reparaîtra bientôt sous l'influence d'une réaction favorable à sa reproduction. Par l'application du calorique, on la favorise, il est vrai, pendant quelques instants, mais une réaction intense apparaît en vertu de laquelle l'hémorragie cesse.»

En 1858, Eisenmann déclare avoir obtenu des résultats merveilleux de l'emploi des lavements chauds (37°) dans le traitement des néphrites, perihépatites, péritonites, etc.

Malgré ces résultats encourageants, l'emploi de l'eau chaude en injections ou lavements n'entra pas dans la pratique et le silence se fit sur cette question jusque vers 1870, époque ou Emmet, de New-Yorck, préconisa l'emploi des injections d'eau chaude, non plus seulement contre les métrorragies, mais surtout contre les métrites. Il fut suivi dans cette voie et ce mode de traitement entra définitivement dans la pratique gynécologique où il est aujourd'hui d'un usage courant.

Mais si l'eau très chaude, sous forme d'injections vaginales, était définitivement entrée dans la thérapeutique, il semblait, au contraire, que l'usage des lavements chauds fût totalement oublié, lorsqu'en 1884, P. Reclus démontra que l'irrigation était l'application d'une simple erreur anatomique. « On a pensé, dit-il, que le meilleur moyen d'atteindre l'utérus malade est la voie vaginale ; la chose est vraie pour le col, de beaucoup la partie la moins importante de l'organe, mais elle est inexacte pour le corps et pour les vaisseaux qui l'abordent ; on n'a qu'à faire le toucher rectal, pour savoir quelle est la saillie de la matrice qui bombe dans l'ampoule ; l'eau chaude que nous accumulons dans le rectum par un lavement, baignera les deux tiers environ, la surface postérieure, les deux bords et le fond de l'utérus. Certes nous ne bannissons pas les injections vaginales, mais elles nous paraissent n'avoir qu'une influence bien inférieure à celle du lavement. »

Le plaidoyer de Reclus en faveur des lavements d'eau chaude, attira l'attention des cliniciens. En 1885, M. Raymond Tripier les employa, seuls ou associés à l'ipéca, dans une épidémie de dysenterie qui sévit à l'Hôtel-Dieu de Lyon, et, ce mode de traitement lui ayant donné de très bons résultats, il l'essaya successivement et toujours avec succès dans les coliques saturnines, le ténesme vésical ou rectal des tabétiques et même contre les douleurs fulgurantes de ces derniers.

En 1886, P. Reclus montra les bons effets qu'on pouvait obtenir des lavements d'eau chaude (50 degrés) dans les prostatites aiguës (thèse de Cazaux), et, en 1895, il préconisa leur emploi dans les périmétrites, salpingites, endométrites, etc. (thèse de Ducosté). A l'étranger, Hœller, en 1888, emploie le même traitement dans les affections intrapelviennes, exsudats, adhérences de l'utérus métrorragies, dysménorrhée, infarctus de l'utérus, métrites chroniques.

On voit donc que ce mode de traitement par les lavements d'eau chaude, bien que ne datant que de ces dernières années, a déjà reçu de nombreuses applications;

mais en dehors de ces publications bien connues, M. Raymond Tripier l'a appliqué dans nombre d'autres affections, et ce sont ces observations encore inédites que nous nous proposons de mettre en relief dans notre travail.

DIVISION

Comme avant d'aborder les effets cliniques d'une médication il importe de connaître exactement quels en sont les effets physiologiques, nous diviserons notre travail en deux parties.

Dans la première (Etude physiologique), nous étudierons les effets des lavements d'eau chaude à leur point d'application et à distance.

Ces faits physiologiques, une fois connus, nous en démontrerons les applications dans un certain nombre d'affections (Etude clinique).

Nous terminerons par quelques considérations sur le mode d'application des lavements d'eau chaude.

ÉTUDE PHYSIOLOGIQUE

Ainsi que nous venons de l'indiquer, nous distinguerons dans les effets physiologiques de l'eau chaude en lavements :

1° Les effets au point d'application ;

2° Les effets à distance.

I. — Effets au point d'application.

Au point d'application, l'eau chaude injectée dans l'intestin se trouve en contact avec des fibres musculaires lisses, avec des vaisseaux et des nerfs, tous éléments anatomiques qui subissent de ce fait une modification dans leur activité fonctionnelle.

Nous allons donc étudier successivement les modifications produites par l'eau à 50 degrés :

1° Sur la fibre musculaire lisse;

2° Sur les vaisseaux;

3° Sur les nerfs.

1° Action de l'eau chaude sur la fibre musculaire lisse. — La chaleur possède comme le froid, mais à un plus haut degré, la propriété d'exciter la contractilité des muscles de la vie organique. C'est ce qui a valu aux muscles lisses la dénomination de muscles thermosystaltiques qui leur fut donnée par un médecin grec Calliburcès, à la suite des expériences qu'il effectua dans le laboratoire de Cl. Bernard. Voici en quoi consistent ces expériences: 1° Si dans un vase clos on place, à côté d'un thermomètre, les intestins encore reliés à l'animal et que l'on porte ce vase à diverses températures, on ne tarde pas à constater que les mouvements péristaltiques deviennent plus intenses à mesure que la température s'élève; 2° si dans ce même vase, on place des intestins détachés depuis peu de l'animal, mais dont les mouvements péristaltiques ont cessé, on les voit réapparaître dès que la température dépasse 25 degrés et avant même que le thermomètre ait signalé cette élévation de température. C'est ce qui a fait dire à Cl. Bernard que les muscles de l'intestin sont plus sensibles à l'action de la chaleur que le thermomètre lui-même.

De nombreuses expériences vinrent corroborer les résultats obtenus par Calliburcès.

Horwarth remarqua que les contractions de l'utérus étaient augmentées par une température oscillant entre 19 et 40 degrés centigrades. Au dessous, les contractions devenaient plus faibles, puis cessaient complètement.

Mais s'il est une température au-dessous de laquelle les mouvements péristaltiques sont abolis, il est également, d'après Cl. Bernard, une limite supérieure, 48 degrés, qu'il ne faut pas dépasser sous peine de voir se produire une paralysie par coagulation de la myosine (Kühne).

Quant au mécanisme intime de cette contraction, il est encore inconnu et, sur cette question, les physiologistes sont loin de s'accorder. Pour les uns (Rœhrig, Rein), les contractions de la fibre musculaire lisse, sous l'influence de la chaleur, seraient le résultat d'une action réflexe. Mais Calliburcès, Claude Bernard et Kehrer rejettent cette opinion. Pour eux, la chaleur serait un excitant direct de la fibre musculaire lisse et point n'est besoin de faire intervenir le système nerveux pour expliquer le phénomène de la contraction.

Claude Bernard le démontre expérimentalement en faisant agir de l'eau chaude sur la patte d'une grenouille dont il a sectionné les nerfs : les contractions se produisent tout de même.

C'est également par un effet direct et indépendant de toute action nerveuse réflexe, que Runge explique l'action de l'eau chaude sur les fibres musculaires de l'utérus.

Mais quel que soit le mécanisme qui préside à cette contraction, il n'en reste pas moins acquis que les mouvements péristaltiques sont augmentés entre 20 et 40 degrés ; qu'à partir de 48 degrés, les mouvements péristaltiques cessent : il y a paralysie.

2° Action de l'eau chaude sur les vaisseaux. — L'action de l'eau chaude sur les vaisseaux a été beaucoup moins approfondie que l'action de l'eau froide. La plupart des auteurs admettaient simplement que la chaleur dilate les vaisseaux, tandis que le froid les contracte. Cette remarque, vraie pour des températures variant entre 50 et 70 degrés, est inexacte pour l'eau chaude de 45 à 50 degrés. Hastings le démontra en plongeant, pendant une demi-heure, la membrane natatoire de la grenouille dans de l'eau à 42 degrés. Il constata une contraction des vaisseaux et, par suite, une accélération dans le courant circulatoire.

Les expériences de Bergmann et d'Oppenheimer vinrent confirmer ces faits.

Voici également ce que dit à ce sujet Emmet, de New-York : « La chaleur, à moins d'être à un degré assez élevé pour détruire les tissus, n'agit pas aussi promptement que l'électricité et le froid pour déterminer la contraction des vaisseaux. Dans le fait, son effet immédiat est de causer le relâchement des vaisseaux et d'augmenter la congestion des organes; mais si l'application en est prolongée, la réaction s'ensuit et la contraction a lieu. En d'autres termes, la réaction, occasionnée par la chaleur, est la contraction. »

Le Dr Murray, d'Edimbourg, rapporte l'expérience suivante que nous avons répétée en obtenant des résultats identiques : si l'on ouvre avec précaution l'abdomen d'un lapin, on aperçoit l'utérus avec une coloration rouge très prononcée. Vient-on maintenant à faire arriver, avec précaution, un courant d'eau chaude à 45 degrés, on voit après quelques minutes l'utérus se décolorer et, au bout de cinq à six minutes il y a une anémie très prononcée; cet état d'anémie est visible non seulement sur l'utérus mais aussi sur les organes voisins : vagin, intestin. Il en est de même si l'on fait arriver l'eau chaude directement dans le vagin ou dans le rectum : l'action décongestionnante se produit et gagne de proche en proche. Cette pâleur des tissus subsiste même assez longtemps après que le courant d'eau chaude a été arrêté.

Ainsi donc, en dehors d'une action vaso-dilatatrice

immédiate plus ou moins durable, l'eau chaude paraît avoir sur les vaisseaux une action vaso-constrictrice ; il est donc important de rechercher dans quelles limites se fait cette contraction et quelles sont les températures les plus favorables à sa production.

C'est cette question qu'a fort bien résolue H. Lorrain, de Nancy, par l'examen microscopique de l'oreille de lapins albinos placée dans la platine chauffante de Ranvier. On sait que cet appareil consiste en une caisse de laiton rectangulaire qui porte à sa partie moyenne une fente pour permettre d'y glisser la préparation. Au centre, elle est percée d'un trou qui correspond au centre de la platine ordinaire et qui laisse passer la lumière. Elle porte en arrière une tubulure pour y loger un thermomètre, et, en avant, deux autres tubulures sur lesquelles sont adaptés deux tubes de caoutchouc qui communiquent avec une petite marmite de laiton. L'appareil tout entier est rempli avec de l'eau qu'on peut élever à la température voulue à l'aide d'une lampe à alcool placée sous la marmite. Avant chaque expérience, on porte la platine à la même température que celle de la salle, puis, après avoir disposé sous le microscope l'organe dont on veut étudier la circulation, on mesure, à l'aide du micromètre oculaire, le calibre d'un vaisseau artériole ou veine, et on s'assure, par un examen de quelques minutes, que ce calibre est invariable. On élève ensuite la température de l'eau contenue dans la platine et on peut noter, de minute en minute, les modifications que subit le calibre du vaisseau, ainsi que ses changements de coloration sous l'influence de températures diverses.

Voici quels sont les faits qui ont été observés :

De 35 à 40 degrés, il y a un léger rétrécissement du vaisseau, mais cette diminution de calibre est plus accusée si l'expérience se fait sur la membrane natatoire de la grenouille.

A 40 degrés on constate des alternatives de contraction et de dilatation avec changement de coloration; mais après trois minutes, le vaisseau présente une diminution de calibre qui persiste même quinze minutes après que la température est redevenue normale.

De 45 à 47 degrés, mêmes phénomènes que précédemment, sauf changement de coloration plus marqué.

De 47 à 49 degrés, il y a dilatation du vaisseau (volume double ou triple). Dès que la température s'abaisse quelque peu, il y a retour à la contraction.

Au-dessus de 50 degrés, la dilatation vasculaire produite par la chaleur est d'autant plus considérable que la température est plus élevée. Elle se produit instantanément et persiste tant que la température est maintenue au-dessus de 50 degrés; mais si on abaisse brusquement la température de quelques degrés, immédiatement après apparaît un changement de coloration; à la rougeur très vive du début succède une pâleur très prononcée qui s'observe déjà entre 45 et 48 degrés sur les très petits vaisseaux, et à 40 degrés sur les vaisseaux d'un calibre supérieur.

On voit par là que loin d'avoir une action inverse de celle du froid, l'eau chaude peut agir comme lui en amenant une contraction des vaisseaux et, par suite, une anémie locale.

Mais tandis que l'action du froid produit d'abord une contraction rapidement suivie de dilatation, « la

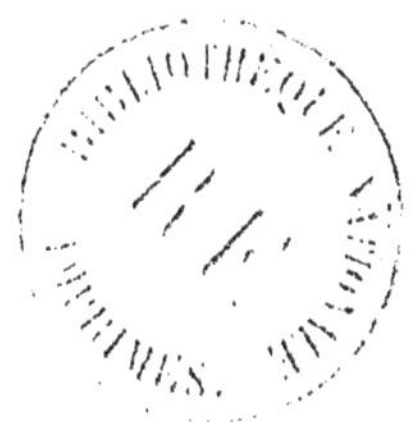

réaction consécutive à l'application de la chaleur se fait dans le sens de la contraction vasculaire ».

Il y a maintenant lieu de se demander, ainsi que nous l'avons fait pour la fibre musculaire lisse, par quel mécanisme se produit la contraction vasculaire: est-ce par action vaso-motrice directe, ou par action vaso-motrice réflexe? Nous trouvons encore ici deux camps bien tranchés parmi les physiologistes: d'un côté les partisans de l'action directe (Sartorius), de l'autre ceux de l'action réflexe.

La question est beaucoup trop complexe pour que nous cherchions à la résoudre. Nous nous contenterons donc de retenir le fait expérimental suivant :

L'eau chaude jusqu'à 48 degrés amène une vaso-constriction des vaisseaux. Au-dessus de cette température, il y a au contraire une vaso-dilatation.

De ces faits physiologiques découlent des conséquences thérapeutiques importantes.

L'eau à 45 degrés est antiphlogistique par ce fait qu'elle amène de la vaso-constriction et par suite une accélération du courant sanguin.

Elle a également une action hémostatique explicable soit par la vaso-constriction des vaisseaux, soit, comme parait l'admettre Hayem, par influence directe sur le sang qui subirait, de ce fait, un commencement de coagulation.

3° **Action de l'eau chaude sur les nerfs.** — Maintenant que nous avons étudié l'action sur les muscles et les vaisseaux il nous reste à étudier l'influence sur les nerfs.

Un premier fait qui paraît démontré c'est que les deux sortes de nerfs: moteurs et sensitifs, ne sont pas influencés de la même manière.

Les nerfs moteurs peuvent résister à une chaleur suffisante pour détruire le système musculaire. Cl. Bernard le démontre par les expériences suivantes :

1° Une grenouille est plongée, excepté le membre postérieur gauche dans un bain d'eau à + 36 degrés centigrades. Au bout de quelques instants, la grenouille paraît morte, immobile et insensible aux excitations. On constate que la rigidité arrive très vite dans le corps et les membres plongés dans le bain, tandis qu'elle ne survient pas dans le membre postérieur gauche, maintenu hors de l'eau chaude. Alors on découvre les nerfs lombaires en soulevant le sacrum et l'on constate que l'excitation de ces nerfs amène des convulsions énergiques dans la patte gauche, tandis qu'il n'en survient pas dans la jambe droite.

2° On prend un membre postérieur de grenouille, on détache le muscle soléaire que l'on maintient soulevé à l'aide d'une pince qui saisit le tendon d'Achille. On plonge tout le membre dans un bain d'huile à + 45 degrés centigrades, excepté le muscle soléaire qui reste hors de l'influence de la chaleur. Au bout de quelques minutes, on retire le membre du bain et l'on constate que le nerf sciatique qui était immergé dans l'huile chaude fait contracter le muscle soléaire maintenu hors du bain, mais qu'il n'agit nullement sur les muscles qui ont été plongés dans l'huile chaude. Ces mêmes muscles sont d'ailleurs rigides et insensibles aux excitations directes, de sorte qu'il est clair dans cette expérience que la même chaleur qui a tué le muscle n'a pas tué le nerf moteur. La même expérience répétée avec un bain d'eau à + 37 degrés centigrades, au lieu du bain d'huile, a donné les mêmes résultats.

Il résulte de ce qui précède, que le nerf moteur résiste

plus à la chaleur que le muscle; mais en est-il de même du nerf sensitif et, dans le cas d'anesthésie par la chaleur peut-on admettre que le nerf sensitif soit atteint indépendamment du nerf moteur ?

Cl. Bernard a fait à ce sujet une expérience décisive ; voici comment il la rapporte :

« Sur une grenouille, j'ai coupé la moelle épinière entre les deux bras, afin d'empêcher les mouvements volontaires. Alors, j'ai plongé une jambe de l'animal dans l'eau chaude à +36 degrés centigrades. L'immersion dure environ cinq minutes. La patte étant retirée de l'eau, on la pince et elle ne donne aucun signe de sensibilité. Pour avoir un réactif plus certain, je prépare de l'eau acidulée dans laquelle je plonge alternativement les deux pattes et je constate très nettement que cette eau acidulée fait retirer la patte normale, tandis qu'elle n'agit pas sur celle qui a été chauffée. Toutefois, dans cette dernière, l'action de la chaleur n'a pas été portée jusqu'à abolir les propriétés des muscles et des nerfs moteurs car il se manifeste dans ce membre des mouvements réflexes par l'excitation de l'eau acidulée portée sur l'autre patte. »

De ces expériences, on peut conclure :

1° Que les nerfs moteurs ne sont pas détruits avant le système musculaire, c'est-à-dire ne sont nullement modifiés, par une température de 50 degrés ;

2° Que des températures de quelques degrés supérieures à la normale produisent une anesthésie relative des nerfs sensitifs.

II. — Action à distance des lavements d'eau chaude.

Nous venons de voir que l'eau chaude (45 à 50 degrés) agit localement :

Sur les muscles lisses en augmentant leur contractilité ;

Sur les vaisseaux en rétrécissant leur calibre ;

Sur les nerfs en émoussant la sensibilité.

Il y a lieu de se demander maintenant si ces même actions ne peuvent se faire sentir à distance.

Nous examinerons donc successivement l'influence des lavements d'eau chaude sur la circulation du sang, et sur la sensibilité en relatant les expériences que nous avons faites sur ce sujet.

1° **Influence sur la circulation.** — La chaleur agit à distance sur les vaisseaux et peut produire par voie réflexe de la vaso-constriction des organes profonds en même temps que de la vaso-dilatation à la périphérie.

L'examen ophtalmoscopique de la rétine ne nous a donné qu'un résultat négatif : la circulation sur ce point n'est nullement influencée par les lavements d'eau chaude.

La fréquence du pouls est nettement augmentée, surtout dans les premières minutes qui suivent l'injection et cette action se continue pendant environ une heure et demie.

Mais le pouls ne subit pas que des modifications dans sa fréquence. Nous avons pris cinq tracés sphyg graphiques, le premier avant le lavement d'eau chaude et les autres à des laps de temps différents (15, 25, 30, 40 minutes).

Voici du reste les résultats obtenus :

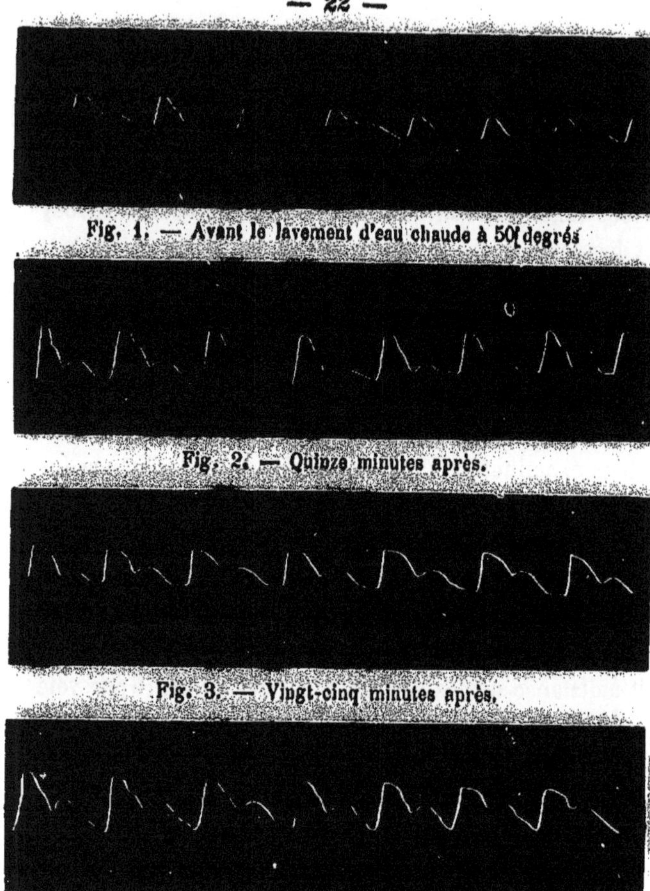

Fig. 1. — Avant le lavement d'eau chaude à 50 degrés

Fig. 2. — Quinze minutes après.

Fig. 3. — Vingt-cinq minutes après.

Fig. 4. — Trente minutes après.

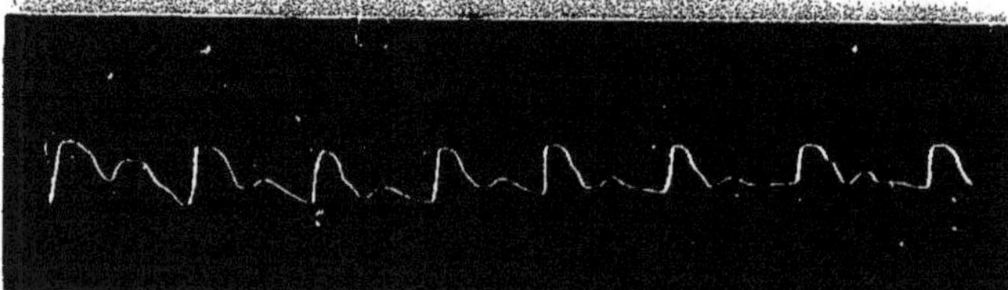

Fig. 5. — Quarante minutes après.

Ces tracés nous montrent :

1° Que le maximum d'action est atteint au bout d'une demi-heure ;

2° Que cette action se traduit par un dicrotisme très marqué indiquant diminution de la pression sanguine.

Ce dernier fait n'a pu être vérifié expérimentalement, car les mesures prises avec le sphygmo-manomètre ne nous ont donné que des indications peu précises.

La température centrale prise sous la langue varie dans des proportions assez limitées. Comme toutes les applications chaudes, les lavements d'eau à 50 degrés en apportant du calorique tendent à faire monter la température du sang pendant le cours même de l'application. Aussi cette élévation de température se produit immédiatement après l'injection, n'excède jamais un demi-degré et cesse assez rapidement.

Si, au lieu de prendre la température sous la langue, on place le thermomètre dans le vagin, on constate immédiatement après l'administration du lavement une élévation de température de 7 dixièmes de degré qui paraît due à une action locale de l'eau chaude contenue à ce moment dans le rectum. Au bout de dix minutes, en effet, la température revient à la normale.

2° **Influence sur la sensibilité.** — Nous avons vu précédemment que l'eau chaude avait localement des propriétés anesthésiantes sur les nerfs sensitifs. Claude Bernard a nettement établi, par ses expériences, l'action à distance de l'eau chaude sur la sensibilité. La chaleur modérée l'exalte, puis l'abolit quand elle atteint un certain degré. Ainsi, aux températures basses, les grenouilles sont peu sensibles. A la température ordinaire de 15 degrés, elles sont déjà très sensibles aux influences extérieures ; puis, si la température augmente, leur sensibilité s'exalte progressivement et les phénomènes continuent de marcher dans ce sens jusque vers 35 ou 37 degrés. Mais au delà de cette dernière température, les propriétés vitales diminuent au lieu de s'accroître chez ces mêmes animaux. Les grenouilles que l'on vient de mettre dans l'eau à 37 degrés se trouvent bientôt dans une insensibilité absolue.

D'après les expériences de Claude Bernard, il n'est pas nécessaire que la température du corps de l'animal tout entier se soit élevée vers 37 degrés pour que l'anesthésie soit générale. Si l'on plonge seulement la tête de la grenouille dans de l'eau portée à cette température, on observe que les pattes, qui sont en dehors de l'eau, sont complètement anesthésiées. On ne peut invoquer le transport de la chaleur par le sang dans ces parties, car si l'on interrompt le cours de ce liquide dans le train postérieur, l'anesthésie n'en existe pas moins. On ne peut invoquer non plus la conductibilité pour la chaleur, conductibilité qui est très faible dans les tissus. D'ailleurs le train postérieur reste manifestement frais au thermomètre. Les choses se passent donc ici comme pour l'anesthésie par le chloroforme ; le cerveau anesthésie par influence la moelle épinière et, par suite, les nerfs sensitifs qui en émergent.

Evidemment, l'action sur l'organisme humain ne sera pas aussi puissante ; néanmoins, elle existe et le fait suivant, observé par Urbanschistsen, nous montre aussi que l'action anesthésique produite en un point par l'application d'eau chaude se répercute sur la sensibilité générale. Lorsqu'on chatouille la peau en un point du corps avec un poil et que l'on plonge la main dans l'eau chaude, le chatouillement cesse d'être perçu.

Nous avons répété la même expérience avec un lavement d'eau chaude à 50 degrés et nous avons constaté une diminution de la sensibilité tactile, légère il est vrai, mais appréciable pourtant à l'aide du compas de Weber.

Les réflexes tendineux et en particulier le réflexe rotulien ne nous ont pas paru modifiés.

En dehors de la circulation et de la sensibilité, nous avons encore trouvé expérimentalement quelques autres effets généraux des lavements d'eau chaude.

Le rythme respiratoire s'accélère et cette accélération peut même, dans certains cas, être accompagnée d'oppression, d'angoisses, de palpitations. Ce serait une indication de surveiller l'action des lavements d'eau chaude chez les cardiaques.

La sudation est favorisée d'une façon notable, ainsi que nous avons eu souvent l'occasion de le remarquer.

La sécrétion urinaire est augmentée généralement de plus d'un tiers, quelquefois même de moitié. Cette augmentation est particulièrement sensible dans les trois heures qui suivent l'administration du lavement. Mais ici, sans nier l'action sur le rein, il faut peut-être attribuer à la résorption de l'eau injectée une grande part dans l'augmentation de la diurèse.

Hoëfler a étudié l'action des lavements chauds sur l'échange et l'élimination de l'urée. Ses recherches ne lui ont donné que des résultats négatifs.

En somme, nous ne retiendrons de ces expériences que l'action à distance des lavements d'eau chaude sur la circulation et la sensibilité.

Cette action est de même nature, mais moins intense que celle qui est produite au point d'application.

Dans les deux cas, ces effets sont :

Une action tonique sur la fibre musculaire lisse : il y a régularisation de la contraction et substitution de la péristalse normale au spasme ;

Une action décongestionnante et hémostatique par vaso-constriction des vaisseaux ;

Une action sédative de la douleur par l'intermédiaire du système nerveux.

C'est par cette triple action physiologique que nous pouvons expliquer les bons résultats obtenus en clinique par l'emploi des lavements d'eau chaude.

ÉTUDE CLINIQUE

Nombre d'affections nous paraissent susceptibles d'être guéries ou tout au moins améliorées par les lavements d'eau chaude.

Nous les passerons donc successivement en revue en adoptant l'ordre le plus logique, c'est-à-dire en commençant par les organes qui reçoivent des lavements d'eau chaude l'action la plus directe.

Dans cet ordre d'idées, c'est le tube digestif qui sera étudié en premier lieu, puis nous passerons aux voies urinaires, à la prostate à l'utérus pour terminer enfin par l'action à distance des lavements d'eau chaude sur le système nerveux dans les coliques saturnines et hépatiques.

I. — Tractus digestif

Parmi les affections qui peuvent frapper le tractus digestif, un grand nombre sont justiciables des lavements d'eau chaude; nous étudierons les effets de cette médication dans la dysenterie, les hémorrhoïdes et les hémorragies du tube digestif quelle qu'en soit la cause.

1° **Dysenterie.** — Le schéma symptomatique de la dysenterie aiguë peut se résumer ainsi : tranchées, ténesme anal, selles et faux besoins très fréquents, glaires sanguinolentes, le tout accompagné de symptômes généraux, tels que : insomnie, amaigrissement, anxiété. A l'autopsie, on constate en ouvrant la cavité abdominale l'état de réplétion du réseau veineux mésaraïque et la coloration violacée ecchymotique de la surface externe du gros intestin. Sur la muqueuse intestinale, on trouve des ulcérations irrégulièrement arrondies, de nombre et d'étendue variables, siégeant ordinairement dans le gros intestin, mais pouvant également se rencontrer jusque dans l'intestin grêle. Il existe d'ailleurs de nombreuses formes cliniques (forme ulcéreuse, forme gangréneuse, forme algide, etc.), bien décrites par Kelsch et Kiener dans le *Traité des maladies des pays chauds* et sur lesquelles nous n'avons pas à nous étendre davantage.

Depuis longtemps l'eau chaude sous forme de boissons ou de bains généraux avait été essayée dans la dysenterie, surtout comme calmant, mais c'est seulement en 1885 que les lavements d'eau chaude furent expérimentés par M. R. Tripier, dans une épidémie de dysenterie qui sévit à l'Hôtel-Dieu de Lyon. Cette médication donna d'excellents résultats ainsi qu'on peut le contrôler par les huit observations que nous devons à l'obligeance de M. le professeur Tripier.

Observation I

Dysenterie

Gilberte D..., trente-trois ans, sans profession, entre à l'Hôtel-Dieu de Lyon, dans le service de M. Raymond Tripier, le 11 août 1895.

Père bien portant. Mère morte à 36 ans de la variole. 6 frères ou sœurs en bonne santé.

Pas de scrofule dans l'enfance ; aucune maladie. Menstruation régulière depuis l'âge de 15 ans.

La malade se maria à 22 ans ; son mari est bien portant ; ils n'ont pas eu d'enfants.

Rougeole à 30 ans. Rhumatisme subaigu fréquent depuis dix ans. Gastralgie depuis un an environ.

Le 5 et le 6 août, la malade perdit un peu l'appétit ; elle eut des selles diarrhéiques, ne se mit pas à la diète et le 7 août elle ressentit des coliques violentes avec besoins incessants d'aller à la selle (toutes les dix minutes) ; ténesme anal insupportable. La malade ne rend que des matières glaireuses en petite quantité et mêlées de sang.

La langue est sèche et blanche. Le sommeil est perdu complètement.

Rien d'anormal à l'auscultation du cœur et des poumons.

Le ventre est déprimé, douloureux au toucher. Les urines ne contiennent pas d'albumine.

13 août. — Malgré l'ipéca les faux besoins restent incessants ; le sommeil est impossible. Etat nauséeux continuel. Les selles renferment du sang. On suspend l'ipéca.

14 août. — La malade souffrant beaucoup, accuse un ténesme violent. — On donne un lavement d'eau à 48 degrés d'un litre. Soulagement immédiat. Etat de bien-être.

15 août. — On a renouvelé le lavement hier soir et ce matin. Grande amélioration. Plus de douleurs, plus d'efforts. Les faux

besoins sont beaucoup moins fréquents ; plus de sang dans les selles.

16 août. — Trois lavements chauds hier et un ce matin. La malade dit qu'elle est guérie.

17 août. — Malgré des imprudences de régime, la malade va bien ; pas de selles cette nuit ni ce matin. Mais elle a encore quelques faux besoins ; elle force encore un peu en allant à la selle.

21 août. — Beaucoup d'appétit. Mais encore des besoins avec ténesme.

27 août.— La malade commence à s'alimenter. Plus de ténesme ni de faux besoins ; 2 selles diarrhéiques.

31 août. — La malade se lève.

8 septembre. — Depuis trois jours la malade a de la fièvre le soir ; elle atteint 40 degrés. Elle a de l'angine ; les amygdales sont grosses ; il y a même de l'exsudat sur l'amygdale droite.

13 septembre. — L'angine est guérie. Etat général excellent.

22 septembre. — Sort guérie.

Observation II

Dysenterie.

Jeanne C..., quarante-sept ans, couturière, entre le 17 août 1885 à l'Hôtel-Dieu de Lyon dans le service de M. Raymond Tripier.

Père et mère morts à soixante ans ; ils souffraient l'un et l'autre d'un asthme. Un frère mort à quarante-cinq ans de maladie inconnue. Une sœur morte à sept ans.

Dans l'enfance, affections oculaires multiples, croûtes dans les cheveux, glandes sous le cou, otite suppurée.

Menstruation régulière depuis l'âge de onze ans. A trente ans, bronchite légère avec quelques crachats sanglants ; jamais d'hémoptysies ; mais la malade est restée sujette à tousser chaque hiver. Elle a des maux de tête fréquents mais de peu de durée.

Le 14 août elle commenca à souffrir du ventre et à avoir de faux besoins fréquents avec ténesme très violent. En même temps et d'emblée elle eut des selles involontaires sanglantes et glaireuses.

A son entrée la malade se plaint d'une douleur abdominale très vive. La langue est rouge et sèche ; les faux besoins continuels, le ténesme très violent. Elle ne sent pas couler les matières. Les selles ont l'aspect de lavure de chair dans un liquide gélatineux. La température est élevée. Le pouls (118) est régulier, faible. On donne un lavement chaud à 48 degrés. La malade peut le garder un quart d'heure environ. Le soulagement est immédiat et le ténesme moins fort.

18 août. — La malade a pris une potion à l'ipéca et cinq lavements chauds Les selles involontaires ont persisté, mais les efforts sont moins grands, les faux besoins sont rares, beaucoup moins de ténesme.

19 août. — Même état, même traitement ; les symptômes douloureux sont très amendés.

20 août. — Même état qu'hier, quatre lavements chauds. Plus de sang dans les selles qui sont devenues plus rares, mais restent encore involontaires.

26 août. — Les lavements chauds sont mieux gardés, on les alterne avec des lavements d'ipéca. Les selles involontaires sont rares, mais persistent encore.

31 août. — L'état général est meilleur, le ventre est moins douloureux ; la langue est humide et assez bonne. Pas de ténesme, encore quelques selles involontaires.

3 septembre. — Grande amélioration, mais la malade a encore quelques selles involontaires. Les symptômes douloureux ont disparu.

20 septembre. — Otite suppurée. Etat général bon.

29 septembre. — La suppuration de l'oreille est guérie la malade demande sa sortie.

Observation III

Dysenterie.

Marie L..., domestique, dix-sept ans, entre le 6 septembre 1885 à l'hôtel-Dieu de Lyon dans le service de M. Raymond Tripier.

Père bien portant; mère morte de suites de couches à quarante-deux ans ; trois sœurs en bonne santé, quatre frères ou sœurs morts en bas âge de maladie inconnue.

Pas de scrofule dans l'enfance ; aucune maladie ; à quatorze ans affection oculaire bénigne; à quinze ans menstruation régulièrement établie ; à seize ans fièvre typhoïde soignée à l'hospice de Villefranche.

Il y a trois jours la malade fut prise brusquement de coliques violentes avec selles diarrhéiques très abondantes. Elle a des selles tous les quarts d'heure environ. Les douleurs abdominales sont très vives spontanément et elles s'irradient dans les reins. Pas de crampes dans les membres. Pas de refroidissement.

La malade ne souffre pas de la tête, mais elle accuse des vertiges dès qu'elle se lève, ou s'assied sur son lit. La langue est blanche poisseuse. L'anorexie est absolue.

Pas de ténesme ; quelques faux besoins depuis hier. On examine les selles qui contiennent des glaires et du sang.

La température hier soir était de 40°,3; ce matin elle elle redevenue normale.

Rien au cœur ni aux poumons.

8 septembre. — Encore des selles toutes les dix minutes ; moins d'efforts. Les lavements chauds soulagent bien la malade. Moins de douleur à la pression.

12 septembre. — La malade va beaucoup mieux. Elle dit que quand elle force pour aller du ventre, elle fait également des efforts pour uriner. Elle a eu aussi un peu de ténesme vésical.

20 septembre. — Grande amélioration : quatre selles en vingt-quatre heures contenant des matières.

1er octobre. — La malade s'alimente. Elle accuse un point de névralgie intercostale à gauche.

11 octobre. — Le point douloureux du côté gauche persiste. Rien à l'auscultation, un vésicatoire.

6 novembre. — Sort guérie.

Observation IV

Dysenterie

Anne B..., âgée de trente-huit ans, sans profession, entre le 27 août 1885 à l'Hôtel-Dieu de Lyon, dans le service de M. Raymond Tripier.

Père mort fou. Mère morte à 38 ans d'une maladie de cœur. Une sœur en bonne santé.

Pas de scrofule dans l'enfance. Rougeole et variole dans la première jeunesse.

Menstruation régulièrement établie à 14 ans.

Fièvre typhoïde à 16 ans.

La malade s'est mariée à 23 ans. Son mari a actuellement la dysenterie à l'hôpital. Trois enfants en bonne santé. La dernière couche date de quatre mois et la malade était nourrice.

Il y a six jours, la malade prit des coliques, eut des faux besoins, du ténesme. On la traita par le bismuth ; elle eut des alternatives de mieux et d'aggravation.

Actuellement elle entre avec des douleurs abdominales vives, du ténesme rectal ; elle a 20 ou 30 selles qui actuellement ont changé de caractère et sont colorées en noir. Pas de douleurs en urinant.

Les règles sont venues depuis hier, peu abondantes.

Anorexie complète. Langue très blanche.

Le ventre est douloureux à la pression et à la palpation dans toute son étendue.

29 août. — Les lavements chauds sont bien gardés. Grande amélioration.

1er septembre. — Les selles sont rares. Peu de faux besoins. Peu de ténesme, la langue est bonne.

7 septembre. — Amélioration très grande. La malade s'alimente.

16 septembre. — Sort guérie.

Observation V

Dysenterie

Clotilde F..., ménagère, âgée de 23 ans, entre le 24 septembre 1885 à l'Hôtel-Dieu de Lyon, dans le service de M. Raymond Tripier.

Père bien portant. Mère morte à 32 ans de maladie inconnue. Trois frères en bonne santé. Dans l'enfance, croûte dans les cheveux, affections oculaires bénignes.

Menstruation régulière depuis l'âge de 17 ans. La malade s'est mariée à 20 ans. Son mari est bien portant ; elle a deux enfants en bonne santé. Le dernier, âgé de six mois, était actuellement nourri par elle.

L'an dernier, au mois de mai, elle eut une bronchite grave avec des hémoptysies légères.

Le 18 septembre, elle ressentit des coliques violentes avec ténesme. Selles continuelles.

A son entrée, elle a des selles tous les quarts d'heure environ, uniquement composées de sang et de glaires.

Ténesme rectal très fort, peu de ténesme vésical.

Pas d'albumine dans les urines.

Douleur dans la fosse iliaque gauche.

Langue saburrale sèche. Soif vive.

Comme traitement, ipéca et lavements chauds.

26 septembre. — Grande amélioration : 3 selles en 24 heures. Les seins sont douloureux.

28 septembre. — Les selles contiennent des matières. Plus de sang. Appétit.

2 octobre. — Demande à sortir.

Observation VI

Dysenterie

Michel C..., manœuvre, vingt ans, entre le 7 septembre 1885 à l'Hôtel-Dieu.

Mère morte en couches. Père encore vivant et se portant bien. quatre frères ou sœurs se portant bien. Un est mort très jeune de maladie inconnue.

Il a été malade assez souvent, mais légèrement, et ne s'est jamais alité.

Le 2 septembre, il prit froid en travaillant, il transpirait et avait des frissons.

Puis il eut des selles abondantes (une dizaine par jour).

Actuellement le ventre est un peu tendu, douloureux à la pression, pas de gargouillement ni de taches rosées ; le malade n'a jamais saigné du nez. Il éprouve souvent le besoin d'aller à la selle, mais ne rend pas de matières. Depuis le début de sa maladie, il a remarqué que ses selles étaient sanguinolentes.

L'auscultation du cœur et des poumons ne décèle rien d'anormal.

Les lavements à 48 degrés sont ordonnés.

10 septembre. — Le malade ne va plus à la selle que toutes les demi-heures, il a vomi un peu et prétend que le ténesme est toujours aussi intense. Pouls : 88.

14 septembre. — Toujours même traitement. Le malade va mieux. Selles toutes les deux heures. Plus de ténesme.

16 septembre. — Le malade a eu hier 14 selles.

18 septembre. — Le malade n'a plus eu que 10 selles hier.

20 septembre. — Selles presque normales. Le malade va beaucoup mieux.

27 septembre. — Sort complètement guéri.

Observaton VII

Dysenterie.

Marie B..., âgée de vingt ans, lingère, entre le 24 août 1885 à l'Hôtel-Dieu, dans le service de M. Raymond Tripier.

Père inconnu, mère très bien portante ; ni frères ni sœurs.

Pas de scrofule dans l'enfance. Rougeole à trois ans. Crises convulsives sans perte de connaissance de 13 à 14 ans. La malade est restée nerveuse.

La menstruation s'est établie irrégulièrement à 16 ans. Ni couches, ni fausses-couches.

Il y a cinq jours qu'elle a été prise de coliques violentes qui ont diminué d'intensité sans disparaître complètement.

L'appétit est totalement perdu, la langue est blanche et un peu poisseuse.

La malade a des besoins continuels d'aller à la selle. Depuis ce matin, elle a eu 12 selles uniquement composées de glaires et de sang.

Ténesme rectal très accentué.

Le ventre est douloureux à la pression dans toute son étendue. Pas de vomissements. Pas de selles involontaires.

Rien d'anormal à l'auscultation du poumon.

Rien au cœur.

26 août. — Les lavements chauds ne sont pas gardés. Les douleurs persistent. Les selles ne changent pas de caractère ; on en compte 30 en 24 heures.

27 août. — 32 selles en 24 heures. Le lavement d'ipéca a soulagé un peu la malade ; le trajet du côlon reste très douloureux.

28 août. — La douleur reste aussi vive ; la malade se plaint de nausées ; elle a mal pris l'ipéca et ne garde pas le lavement. Toujours autant d'efforts. Les selles ont été plus fréquentes.

2 septembre. — Amélioration ; moins de douleur. La malade garde demi-heure les lavements chauds qui la soulagent mieux que les lavements d'ipéca.

7 septembre. — Amélioration. 5 selles en 24 heures. Beaucoup moins de douleur. Appétit. Urticaire sur le tronc et les membres.

11 septembre. — 2 selles en 24 heures, mais le ventre reste douloureux à la palpation. On commence l'alimentation.

23 septembre. — Etat général excellent, mais la pression sur l'abdomen éveille encore un peu de douleur. Pertes blanches assez abondantes.

27 septembre. — Sort absolument guérie.

Observation VIII

Dysenterie.

Michel M..., cultivateur, vingt-six ans, entre à l'Hôtel-Dieu le 3 août 1885, salle Sainte-Jeanne, service de M. Tripier.

Mère rhumatisante. Une sœur et un frère en bonne santé.

Pas de scrofule dans l'enfance. Aucune maladie. Pas de syphilis, pas d'alcoolisme.

Le malade est entré à la salle Saint-Louis le 3 août, ayant un épanchement dans l'articulation du genou à la suite d'un coup de pied de cheval.

Il y a huit jours, il ressentit des coliques ; il avait 5 ou 6 selles diarrhéiques avec effort et ténesme rectal.

Depuis trois jours, les selles sont devenues involontaires et continuelles. Elles contiennent du sang et de larges débris ressemblant à de la viande crue. Les faux besoins, le ténesme rectal persistent. Le ventre est douloureux au palper dans toute son étendue.

Anorexie complète, langue blanche, poisseuse, pas de vomissements.

Le sommeil est perdu. Température peu élevée. Pouls 96, régulier.

Rien aux poumons. Rien au cœur.

28 août. — Aucune amélioration. Selles involontaires et sanglantes. Le malade ne peut pas supporter les lavements chauds. On administre des lavements d'ipéca.

1er septembre. — Le malade peut garder 10 minutes les lavements. Légère amélioration. Ténesme moins intense. A mieux reposé la nuit.

3 septembre. — Le malade garde ses lavements une demi-heure. 4 selles régulières contenant des matières fécales. Ténesme disparu. Repose bien la nuit.

16 septembre. — Le malade sort guéri.

Le premier effet des lavements chauds est le soulagement immédiat qu'ils procurent. Cette action est notée dans presque toutes les observations dès le premier jour. C'est donc là un résultat immédiat et constant fort appréciable pour ces malades qui sont parfois en proie à des douleurs intolérables.

En même temps l'eau chaude agit rapidement sur toute une catégorie de symptômes qui relèvent du péristaltisme anormal et de l'état spasmodique de l'intestin (épreintes, ténesme, selles fréquentes). Cet agent modifie peu à peu les contractions douloureuses jusqu'à amener la régularisation complète des mouvements de l'intestin, ce qui se traduira cliniquement par des évacuations moins douloureuses, moins fréquentes, puis normales.

Les efforts violents déterminés par la sensation de présence d'un corps solide à expulser n'amènent ordinairement chez les malades que l'évacuation d'une quantité minime de glaires sanguinolentes, sans traces de matières vraies et, loin de s'atténuer, le ténesme ne fait que s'exacerber. L'eau chaude en lavements amène une modification de ce symptôme et sa disparition plus ou moins rapide dès le premier jour (Obs. II) ou dès le troisième jour (Obs. IV).

Voici comment Lauder Brunton explique l'action utile

de la chaleur : « Le contenu intestinal à l'état normal excite la contraction de l'intestin. Cette contraction se transmet péristaltiquement de haut en bas d'où, le cheminement du contenu. Or, on peut supposer certaine condition anormale, d'où il résulterait une contraction de la fibre musculaire se faisant avec excès et, de ce fait, localisée. Plus de péristalse. Le spasme est douloureux, sans effet. La chaleur ici régulariserait l'activité fonctionnelle de la muscularis intestinale, tonifierait l'appareil ganglionnaire. La péristalse se substitue au spasme, la douleur disparaît, le bol intestinal chemine. »

Les conditions anormales dont parle l'auteur que nous venons de citer tiennent ici à une irritation nerveuse due soit à une congestion vasculaire, soit plus probablement aux ulcérations qui constituent les lésions ordinaires de la dysenterie.

De même que les ulcérations du rectum créent le spasme du sphincter, les ulcérations du gros intestin doivent produire les contractions spasmodiques de ses parois. Ce serait donc par une action sur les nerfs supprimant le spasme réflexe qu'agiraient les lavements chauds dans l'affection qui nous occupe.

L'apparition des matières fécales qui marque la fin de la maladie est très irrégulièrement notée dans nos observations ; elle a lieu au troisième jour (Obs. V) ou au treizième (Obs. III) ; dans les autres cas, elle est passée sous silence.

La disparition du sang sous l'influence des lavements d'eau chaude se produit assez rapidement puisqu'elle est constatée au deuxième jour (Obs. I) ou au troisième jour (Obs. II et V). Ces pertes de sang sont ordinairement peu abondantes, mais dans les formes hémorragiques de la dysenterie, il est toujours utile d'y couper court.

Un autre avantage des lavements d'eau chaude est de pouvoir lutter contre l'algidité, la faiblesse du pouls si fréquentes chez les dysentériques et qui s'accentuent dans les formes cholériques de cette affection ; nous avons en effet constaté que les lavements d'eau chaude relevaient la température générale du corps d'un demi-degré et augmentaient le nombre des pulsations ainsi que leur amplitude.

Notons enfin un dernier effet des lavements chauds : c'est l'action sédative sur le système nerveux ; la chaleur étant un tonique des centres fait disparaître la douleur et cesser l'insomnie.

Ces deux derniers effets : action contre l'algidité et action sédative, avaient été recherchés et à peu près obtenus par l'emploi de l'eau tiède en grands bains ou bains de siège, mais on n'avait eu aucune action sur la fréquence des selles ni sur le ténesme anal, symptômes que nous avons vu être rapidement amendés par les lavements d'eau chaude.

Dans presque toutes nos observations l'ipéca a été associé aux lavements chauds, et on pourrait facilement rapporter à l'ipéca, dont on connaît la valeur contre les affections dysentériques, les résultats qui ont été obtenus. Plusieurs de nos observations (I, VII et VIII), sont particulièrement instructives à ce sujet.

Dans l'observation I, l'ipéca, administré au début, n'amène d'autre résultat qu'un état nauséeux. On doit suspendre son emploi et on s'en tient alors aux lavements d'eau chaude ; l'amélioration est immédiate. Dès le premier jour la malade accuse une sensation de bien-être. Le lendemain, il y a diminution de la fréquence des faux besoins, disparition du sang. Au troisième jour, la malade dit elle-même qu'elle est guérie.

Dans l'observation VII, nous voyons les symptômes s'atténuer très légèrement sous l'influence des lavements d'ipéca ; les lavements chauds ne sont pas supportés. Cinq jours après la malade peut les garder, nous notons alors la disparition du ténesme et des faux besoins dès le premier jour ; au deuxième jour, il y a soulagement très notable, et au troisième, suppression complète du sang dans les selles.

Enfin, dans l'observation VIII, les lavements retenus seulement pendant dix minutes amènent un soulagement immédiat et une diminution du ténesme. Mais l'amélioration devient beaucoup plus sensible dès que le malade peut garder les lavements une demi-heure et la guérison est définitive au douzième jour.

Ces faits nous amènent aux conclusions suivantes :

1° Le lavement d'eau chaude ne commence à produire d'effet que s'il est gardé quelques minutes au moins ;

2° Les lavements chauds soulagent mieux que les lavements d'ipéca.

Ce n'est pas à dire cependant que nous devions employer les lavements d'eau chaude à l'exclusion de tout autre traitement. Pour M. Tripier, l'action combinée d'une faible décoction d'ipéca prise par la bouche et des lavements chauds constitue la meilleure méthode de traitement de la dysenterie.

Plusieurs cliniciens ont démontré indirectement la valeur des lavements d'eau chaude dans la dysenterie. Dans un article de Vratch, Korytine rapporte 9 cas de dysenterie traités par les lavements phéniqués à 38 degrés centigrades, et il dit en avoir obtenu les meilleurs résultats : « L'enflure du ventre diminuait ainsi que les douleurs, le malade allait moins souvent à la selle et les envies devenaient plus rares ; l'appétit et le sommeil reparaissaient ; les matières devenaient plus denses et perdaient leur odeur fétide. »

A ce sujet, Korytine se pose l'objection que nous avons résolue à l'égard de l'ipéca, à savoir si c'est l'acide phénique ou la température du lavement qui joue le principal rôle.

« J'ai essayé, dit-il, des lavements à 38 degrés avec l'eau prise du bassin de l'hôpital, mais soigneusement filtrée. Ces lavements ont été appliqués en tout dans trois cas. *Ce traitement a eu le même succès que dans les cas où on a employé l'acide phénique.* »

Enfin à Lyon, M. le Dr Lemoine a appliqué dans la dysenterie, les lavements de bichlorure chauds, mais sans qu'on ait pris la température exacte. Il a observé dès le premier jour une diminution du ténesme anal, du nombre des selles et la disparition des coliques. *Dans un cas seulement où le lavement avait été donné froid, il y eut augmentation des coliques.*

Grâce à tous ces faits, la bonne influence des lavements chauds dans la dysenterie nous paraît très nettement établie. Mais il est d'autres affections analogues auxquelles nous pourrions étendre le bénéfice de cette médication, je veux parler des diarrhées accompagnées de très fortes coliques.

Nous pensons même qu'on pourrait employer les lavements chauds avec avantage dans le traitement du choléra Mais c'est à l'expérimentation clinique seule qu'il appartient de se prononcer sur ce point d'une façon catégorique.

2° **Hémorroïdes.** — D'après ce qu'on connaissait de l'action décongestionnante de l'eau chaude, il était légitime de penser que, par le moyen de lavements chauds, on pourrait modifier heureusement les paquets variqueux formés par les hémorroïdes.

Déjà Landowski avait employé les bains de siège chauds dans le traitement des hémorroïdes et il obtint quelques succès.

Reclus substitua à cette méthode l'emploi de l'eau très chaude en lavements, combiné avec l'application sur la région périnéale, de compresses de tarlatane imbibées d'eau à la même température. Il obtint ainsi la guérison, non seulement d'hémorroïdes jeunes, mais encore d'hémorroïdes procidentes dans lesquelles il eût fallu sans cela recourir à l'extirpation.

Cette affection est en général plutôt gênante que dangereuse. Pourtant il est des cas où des hémorragies provenant d'hémorroïdes internes ont pu amener un état d'anémie excessive. Dans une communication orale, M. R. Tripier nous a confirmé avoir traité un cas pareil où l'eau froide et les lavements astringents avaient échoué.

3° **Hémorragies, voies digestives.** — En somme les hémorragies causées par les hémorroïdes affaiblissent le malade, mais ne lui font généralement pas courir de graves dangers comme peuvent le faire des hémorragies de la partie supérieure des voies digestives.

Ces hémorragies graves dont le siège est parfois

difficile à déterminer sont en effet capables, si on n'y coupe court, d'amener une issue fatale, et d'autre part les hémostatiques ordinaires se montrent fort souvent impuissants. L'eau chaude peut avoir alors une action excessivement efficace ainsi que nous allons le voir dans le cas suivant :

Observation IX

(Observation communiquée par M. Tripier).

Dyspepsie avec selles mélaniques ayant déterminé une anémie très prononcée avec lipothymies. Etat s'aggravant progressivement jusqu'à mettre la vie du malade en danger malgré l'emploi des hémostatiques ordinaires et qui a immédiatement rétrocédé sous l'influence des lavements d'eau chaude.

Dans le cours du mois de février 1893, j'ai été appelé à voir avec M. le Dr Violet un malade âgé de quarante-cinq ans environ, atteint depuis longtemps d'une dyspepsie très intense et très persistante, malgré tout traitement. Le malade éprouvant depuis quelques semaines une recrudescence dans ses troubles digestifs et ses souffrances, était allé consulter M. Bouveret qui aurait rapporté tous les troubles à un ulcère de l'estomac et lui aurait prescrit un traitement en vue de combattre cette affection. Mais le malade continua à éprouver une intolérance de plus en plus grande pour les aliments, à souffrir davantage et à s'affaiblir graduellement jusqu'à être obligé de garder le lit.

Lors de mon premier examen, le malade ne pouvait plus s'alimenter qu'avec un peu de lait qui était même assez mal toléré et donnait lieu parfois à des vomiturations. La faiblesse était très grande et la décoloration des téguments très marquée. Toutefois le malade n'avait jamais vomi de sang et prétendait même n'en avoir jamais perdu d'aucune manière, L'examen de l'estomac et des divers organes ne faisait rien découvrir de particulier. Il n'y avait pas de fièvre.

Deux jours après, je revis le malade qui allait plus mal ; son affaiblissement ayant beaucoup augmenté et la décoloration des téguments étant encore plus accusée. Ce dernier signe me frappa tellement que je demandais à voir les selles qui venaient d'être rendues. Je les trouvai demi-liquides, tout à fait noires, semblables à du cirage, bien que le malade n'eût pas fait usage du bismuth ; de telle sorte que la présence du sang dans les selles ne me paraissait pas douteuse et me permettait d'expliquer l'anémie rapide avec la perte des forces.

Nous prescrivîmes des astringents, des boissons glacées et de la glace en permanence sur l'abdomen.

Deux jours plus tard, l'état s'était considérablement aggravé ; le mélœna avait persisté et le malade présentait une pâleur très grande, bien qu'il eût supprimé son oreiller pour avoir constamment la tête très basse. Le malade se sentait tellement faible et prêt à défaillir que, non seulement il ne quittait plus le lit pour satisfaire ses besoins naturels, mais qu'il ne pouvait plus sortir de la position horizontale. En effet, lorsqu'on lui soulevait légèrement la tête pour lui faire prendre un peu de lait glacé, ce mouvement si restreint suffisait à lui occasionner une lipothymie et on nous dit qu'il en était de même pour tous les moindres mouvements. En somme, le malade avait un aspect cadavérique, un affaiblissement extrême et une tendance persistante à se trouver mal, de telle sorte que dans son entourage on était constamment occupé à lui passer de l'eau froide sur la face, à lui faire respirer des sels sans arriver à empêcher l'aggravation progressive des troubles qui faisait redouter une fin prochaine. Du reste, toutes les dispositions avaient été prises en vue de cette éventualité. Le ventre ne présentait toujours rien de particulier, si ce n'est un peu de météorisme. Le pouls était fréquent et excessivement faible.

Comme le malade n'avait toujours pas vomi de sang, il pouvait se faire que celui qui était rendu avec les selles provînt peut-être de l'estomac, mais peut-être aussi d'une autre partie du tube digestif. L'ulcère pouvait avoir dans l'estomac une disposition telle que le sang s'engageait facilement dans le duodénum ou même il pouvait siéger sur cette portion de l'intestin.

On n'avait jamais trouvé aucune tumeur au niveau de la région épigastrique, ni ailleurs, et l'évolution rapide de la maladie en l'absence de cachexie préalable, éloignait l'idée d'une tumeur ulcérée sur une partie du tube digestif. Le malade n'avait jamais été atteint de dysenterie, ni même de diarrhée. Toutefois, il avait eu des hémorroïdes, mais sans qu'il se fût jamais aperçu d'aucune perte de sang. Du reste, depuis qu'on examinait les selles, on les avait trouvées constamment avec les mêmes caractères, d'une matière noire demi-liquide, toujours avec absence de sang rouge. L'état du malade était trop grave pour qu'il fût possible de procéder à un examen du rectum. Il eût été bien extraordinaire que des hémorroïdes fluentes eussent fait perdre assez de sang au malade pour le mettre dans cet état sans qu'on eût jamais aperçu de sang rouge avec les selles; et puis cela n'expliquait pas les troubles digestifs assez intenses pour avoir fait porter le diagnostic d'ulcère de l'estomac à un médecin dont tout le monde connait la compétence particulière à ce sujet.

Cependant, le diagnostic ne pouvait reposer que sur des probabilités, et, en l'absence de signes certains, il restait forcément des doutes sur l'origne de la perte de sang; d'autre part, les moyens rationnels employés pour arrêter cette hémorragie, avaient échoué, et les accidents ne pouvaient plus guère augmenter sans déterminer la mort. Dans ces conditions, et me souvenant des résultats très favorables obtenus dans des cas d'hémorroïdes fluentes, ayant anémié les malades à un haut degré, mais non comparables à ce cas cependant, je proposai l'emploi de lavements d'eau chaude, à la température de 45 à 50 degrés, donnés plusieurs fois par jour, suivant l'effet produit, et, bien entendu, en supprimant l'emploi de la glace sur le ventre.

Dès le premier jour, où il fut donné trois lavements, le malade éprouva une légère amélioration qui fut plus accusée le lendemain, où le malade prit encore le même nombre de lavements. Dès ce jour, il n'y avait plus trace de sang dans les selles. Le surlendemain, le malade, toujours très faible et très pâle, pouvait cependant remuer un peu la tête sans se trouver mal comme précédemment, et il commençait à prendre un peu plus de lait.

Les lavements d'eau chaude furent pris ensuite matin et soir, puis seulement chaque matin, lorsque l'amélioration fut plus accusée, c'est-à-dire à partir du cinquième jour; et le malade commença à prendre des potages légers de gruau et de pâte.

Quelques jours après, le malade allant toujours de mieux en mieux, on augmentait l'alimentation qui était parfaitement tolérée.

Au bout de trois semaines, amélioration encore plus grande, permettant une alimentation plus substantielle. Retour graduel des forces. Le malade pouvait faire tous les mouvements et s'asseoir sur son lit qu'il ne devait commencer à quitter que le lendemain.

Un mois plus tard, ce fut le malade qui se rendit à mon cabinet. Il était encore un peu pâle et affaibli; mais il ne présentait d'autres troubles qu'une digestion un peu laborieuse. Il revint encore me voir deux ou trois fois dans le cours de l'année, à l'occasion de quelques malaises du côté de l'estomac, plutôt dans la crainte de voir survenir de nouveaux accidents, qui, du reste, ne se sont pas produits.

Le malade fut si vite amélioré par la cessation de l'hémorragie et les troubles digestifs disparurent si complètement, qu'on peut certainement mettre en doute le diagnostic d'ulcère de l'estomac ou du duodénum. Mais d'autre part, des hémorroïdes fluentes n'expliqueraient pas les troubles digestifs internes qui motivaient ce diagnostic. Enfin, le sang trouvé dans les selles avait plutôt le caractère de celui qui a séjourné assez longtemps dans l'intestin, et se rapporte ordinairement à une hémorragie ayant son origine dans une partie plus ou moins élevée du tube digestif et en offrant aussi la gravité.

Tout en restant forcément dans le doute au sujet d'un diagnostic précis, dont les éléments faisaient défaut, il n'est pas moins vrai qu'une hémorragie ayant pour origine une partie plus ou moins élevée du tube digestif et mettant la vie du malade en danger, qui avait résisté à l'emploi des moyens ordinaires de traitement, a été immédiatement arrêtée par les lavements d'eau chaude qui ont permis le rétablissement complet du malade.

Cette observation est très encourageante pour essayer l'emploi des lavements chauds dans tous les cas d'hémorragies intestinales pouvant provenir d'une lésion quelconque de l'intestin : ulcères, lésions organiques, ulcérations des veines variqueuses de l'estomac et de l'œsophage, etc.

C'est ainsi que le succès engagea M. Tripier à employer le même traitement dans des hémorragies intestinales au cours d'une fièvre typhoïde.

Observation X

Fièvre typhoïde avec hémorragies intestinales répétées. Effet inoffensif, sinon favorable, des lavements d'eau chaude à un moment où l'hémorragie ne s'était pas reproduite, mais où l'intestin contenait encore du sang.

Le 17 octobre, je fus appelé par M. Duchamp, de Saint-Etienne, à voir avec lui et avec M. le Dr Chavanis, un homme âgé de trente ans environ, atteint d'une fièvre typhoïde au cours du quatrième septenaire et traitée par des bains froids, qui venait d'avoir quatre ou cinq hémorragies intestinales, à un ou deux jours d'intervalle, soit spontanément, soit à l'occasion de lavements froids. L'hémorragie s'était ainsi répétée malgré l'immobilisation du malade, l'emploi de la glace en permanence sur toute la surface de l'abdomen, et à l'intérieur, des boissons glacées, de l'opium, des astringents et de l'ergotine.

Lorsque je vis le malade, il n'avait pas eu d'hémorragie depuis la veille ; ses téguments étaient complètement décolorés et d'aspect cireux avec un ballonnement notable du ventre. Affaiblissement considérable et prostration n'empêchant pas cependant le malade de répondre aux questions avec une parfaite lucidité d'esprit, mais à voix éteinte. Pouls fréquent et très faible. Léger abaissement de température fébrile.

Toutes les indications avaient été remplies pour parer autant que possible au retour de l'hémorragie qui, cependant, s'était reproduite à plusieurs reprises jusqu'à faire courir au malade les plus grands dangers. Le pronostic était très grave, car l'hémorragie avait résisté au traitement le plus rationnel qui, dès lors, semblait sans action. Il était à craindre qu'en persistant dans la même voie, l'hémorragie se reproduisît encore et que le malade ne tardât pas à succomber. Déjà, il n'était pas certain qu'il pût survivre dans le cas le plus favorable de la cessation définitive de l'hémorragie. C'est pourquoi je provoquais, dans notre consultation, l'emploi des lavements d'eau chaude en cas de nouvelle hémorragie ou si la constipation obligeait d'avoir recours à un lavement. Je n'avais jamais employé ni vu employer ce traitement pour combattre l'hémorragie intestinale de la fièvre typhoïde; mais je ne conseillais d'avoir recours à ce moyen que par suite de l'insuffisance du traitement le plus judicieux qui n'avait pas empêché le malade d'arriver à un état où la mort était proche et parce que j'avais obtenu par l'emploi des lavements d'eau chaude un résultat très favorable dans un cas d'hémorragie intestinale qui avait mis le malade en imminence d'une mort prochaine. Certes, je n'avais qu'une confiance très limitée dans le résultat qu'on pouvait obtenir, en raison de l'incertitude de l'action de l'eau chaude dans ce cas et de la gravité de la situation; mais les raisons précédemment indiquées me paraissaient autoriser cette tentative.

M. le Dr Duchamp m'ayant appris ultérieurement que le malade s'était complètement rétabli, je lui demandais s'il avait eu l'occasion d'employer des lavements d'eau et de quelle manière. Voici sa réponse :

« ...Le jour même de la visite, pas de selles. Le lendemain, très petite selle de sang très altéré, ressemblant au contenu des vieilles hématocèles. Nous avons pensé que ce sang avait séjourné longtemps dans l'intestin avant d'être évacué et qu'il était contemporain de l'hémorragie qui, la veille de votre visite, avait produit du collapsus. Le surlendemain, pas de selle. J'ai fait alors donner avec de grandes précautions un lavement d'un demi-litre d'eau chaude à 50 degrés pour entraîner le résidu intestinal sans provoquer de nouvelles hémorragies. Le lavement a été rendu teinté en rouge noirâtre. Pendant trois jours encore, j'ai fait donner un lavement chaud par jour. La teinte est allée toujours en décroissant, et ce n'est qu'au dernier jour que les selles n'ont plus contenu de sang. »

M. Duchamp ajoute : « Je n'ai donc pas eu à employer les lavements chauds pour combattre l'hémorragie; mais j'en ai usé pour éviter d'en produire une en vidant l'intestin.

« Ce cas n'est pas probant pour démontrer le rôle du lavement chaud comme hémostatique. On peut cependant, étant donnée l'action de l'eau chaude dans la plupart des pertes de sang, penser que ce moyen a pu éviter la production d'une nouvelle perte.

« Si l'occasion se présente d'user des lavements chauds dans les hémorragies intestinales, je l'emploierai sûrement et vous en ferai part. »

Je partage absolument l'avis de mon collègue, M. Duchamp : ce cas ne peut pas démontrer que les lavements d'eau chaude ont arrêté l'hémorragie, mais il prouve au moins que les lavements d'eau chaude ne sont pas capables de provoquer une hémorragie, puisque celle-ci ne s'est pas reproduite sous leur influence, alors que précédemment elle était revenue si facilement, spontanément, ou à l'occasion des lavements froids. Il y a même toutes chances pour que les lavements chauds aient eu une action favorable, comme nous l'avons déjà observé dans un cas grave d'hémorragie intestinale où l'effet des lavements ne laissait aucun doute. Enfin, ces faits sont très encourageants pour l'emploi d'un traitement qu'ils démontrent incapable de nuire en même temps que susceptible d'une action très efficace où la vie des malades court les plus grands dangers et où l'intervention opportune des médecins peut avoir une si grande importance.

Le même traitement par les lavements d'eau chaude pourrait être également appliqué dans les cas d'hémorragies dues à des ulcérations tuberculeuses; mais ces cas sont assez rares et les hémorragies produites sont peu abondantes. L'eau chaude pourrait surtout se montrer efficace en agissant sur les lésions ulcéreuses de la partie inférieure du gros intestin, souvent très persistantes, pouvant donner lieu à des abcès de voisinage qui se terminent souvent par des fistules.

Dans les lésions inflammatoires simples, ulcéreuses, tuberculeuses, organiques donnant lieu ou non à des hémorragies on peut employer les lavements d'eau chaude avec de grandes chances d'en retirer une action variable suivant les causes. Cette action peut être curative dans les inflammations simples, palliative dans les lésions organiques.

En dehors de l'action hémostatique sur le tube digestif il serait intéressant de savoir s'il existe une action hémostatique en des points plus éloignés du rectum.

On sait qu'on peut arrêter les épistaxis en plongeant les mains dans l'eau chaude; il est possible que l'eau chaude injectée dans le rectum soit encore plus efficace. Si le fait était prouvé, on serait conduit à essayer aussi les lavements d'eau chaude pour arrêter les hémoptysies.

II. — Voies urinaires.

1° Cystites. — L'action sur les plexus veineux de la partie inférieure du rectum devait faire penser aussi à une action favorable sur ceux de la vessie. Du reste, dans les cas de ténesme rectal qui s'accompagne d'un peu de ténesme vésical, on peut voir celui-ci céder en même temps que le ténesme rectal. Nous allons voir que dans les cas de ténesme vésical, s'accompagnant lui aussi d'un peu de ténesme rectal, tous ces troubles cèdent à l'emploi des lavements d'eau chaude. Ce fait est très manifeste dans les cas où les lésions utérines s'accompagnent d'un certain degré de ténesme vésical. L'action favorable est aussi bien évidente lorsque les lésions de la vessie sont plus avancées comme le démontre le cas suivant.

Observation XI

(Communiquée par M. Tripier)

Cystite aiguë immédiatement améliorée, puis guérie par les lavements d'eau chaude.

Au mois de décembre 1890, je fus appelé à voir avec M. le Dr Canard de Tramayes une jeune fille de bonne famille âgée de dix-huit ans environ qui présentait depuis trois semaines les signes d'une cystite aiguë rebelle à tout traitement.

La malade quoique peu développée et avec l'apparence d'une faible constitution, n'avait cependant jamais eu de maladie grave ; et notamment elle n'avait jamais eu ni coliques néphrétiques, ni gravelle, ni rhumatisme, ni troubles de la menstruation.

Toutefois, c'est peu de jours après une période menstruelle normale, sans cause occasionnelle appréciable, que la cystite avait débuté. Depuis ce moment elle était caractérisée par des envies fréquentes d'uriner avec un ténesme vésical très douloureux et par l'émmission d'une urine peu abondante trouble et rougeâtre, donnant lieu à un dépôt blanc rougeâtre qui indiquait manifestement la présence du pus et du sang. L'examen microscopique permettait, en effet, de constater la présence d'une grande quantité de globules rouges et de globules blancs granuleux avec des débris épithéliaux, mais sans aucun cylindre épithélial ou hyalin. L'albumine que l'urine renfermait paraissait en rapport avec la présence du sang. Depuis le début de la maladie, on avait tout particulièrement recherché si l'urine contenait des calculs ou du sable, sans pouvoir en trouver la moindre trace. Dans le but de m'assurer qu'il n'y avait pas non plus de calcul dans la vessie, je fis avec une sonde métallique une exploration dont le résultat fut absolument négatif.

L'abdomen examiné très attentivement ne permit de découvrir aucune lésion appréciable, notamment du côté des reins et du bas-ventre. La vessie n'était pas distendue, mais la pression à ce niveau était néanmoins douloureuse. Les selles avaient toujours été normales et la malade n'avait jamais eu de dysenterie ni d'hémorroïdes. Elle se plaignait vivement de ses mictions fréquentes et douloureuses qui lui causaient des insomnies très pénibles. Peu ou pas de fièvre. Langue blanche. La malade ne prenait que du lait et quelques boissons délayantes.

En somme, il s'agissait bien manifestement d'une cystite aiguë très intense dont la cause n'avait pas pu être décelée et qui avait résisté à tous les moyens employés pour la combattre depuis trois semaines.

Les lavements d'eau chaude à 45 degrés ont été prescrits pour être administrés toutes les trois heures et plus ou moins souvent suivant l'effet produit.

Le traitement fut commencé le même jour dans l'après-midi et, quatre jours après, M. le Dr Canard m'écrivait que les lavements d'eau chaude avaient fait merveille ; qu'une amélioration rapide s'était produite et paraissait se maintenir ; qu'enfin un flux menstruel abondant était survenu sans qu'il ait jugé à propos de suspendre l'emploi des lavements. Au moment où il écrit, l'écoulement menstruel continue, mais très diminué. L'urine n'offre plus de dépôt. Il a pu analyser une émission limpide et claire où il n'y avait plus d'albumine. Les douleurs qui accompagnaient la miction ont presque complètement disparu et c'est à peine s'il persiste encore un léger spasme du col à la fin de l'émission. Les envies d'uriner sont aussi moins fréquentes et moins impérieuses ; il n'y a plus qu'une huitaine de mictions par jour.

En résumé, dit M. le Dr Canard, la situation de la malade paraît bien meilleure ; elle a repris sa gaîté et son enjouement elle a recouvré en même temps son appétit et tout fait prévoir une prompte convalescence. Il ajoute: « Cette résolution si rapide, après trois semaines de traitement inutile par les moyens ordinaires, me déroute complètement. »

J'ai eu l'occasion de revoir plusieurs fois la malade et j'ai su d'abord qu'en effet une amélioration était survenue dès l'administration des premiers lavements d'eau chaude et que le pronostic porté par M. le Dr Canard quatre jours après ce traitement s'était parfaitement réalisé; car l'amélioration n'a fait que s'accentuer progressivement jusqu'à la guérison qui a été complète au bout de quelques jours.

La malade s'était si bien trouvée de l'emploi des lavements d'eau chaude qu'elle en a continué l'usage encore pendant longtemps après sa guérison, en ne prenant plus qu'un lavement par jour.

Ces lavements ont toujours été parfaitement supportés. Toutefois, au début du traitement, la malade avait rendu avec les selles des débris membraneux qui avaient fort inquiété sa famille. M. le Dr Canard avait abaissé la température des lavements à 43 et 42 degrés et ces phénomènes ne se sont plus reproduits.

En se basant sur le résultat précédemment obtenu, on peut espérer avoir un effet analogue dans les diverses formes de cystite: cystite cantharidienne, cystite blennhorragique.

On pourrait, peut être aussi, l'employer dans les cystites de causes plus ou moins graves, à titre palliatif.

2° **Hématuries.** — Nous avons constaté, dans l'observation précédente, la disparition rapide du sang contenu dans l'urine. Ce fait permet d'espérer qu'on pourra peut-être agir efficacement dans les cas d'hémorragies provenant de la vessie. On pourrait même essayer les lavements chauds dans les cas d'hémorragies provenant des reins, et en général dans tous les cas d'hématurie.

3° **Coliques néphrétiques.** — Les lavements d'eau chaude agissant par action de voisinage, pourraient supprimer le spasme dans les coliques néphrétiques.

III. — Prostate.

Reclus semble avoir été le premier, en 1884, à proposer les lavements chauds dans le traitement des prostatites aiguës. On sait que la glande proémine dans l'ampoule rectale remplie de liquide : elle est pour ainsi dire baignée dans ses deux tiers inférieurs et postérieurs. L'eau chaude agit donc ici sur la prostate comme antiphlogistique et comme antispasmodique. Les résultats obtenus par ce mode de traitement sont excellents : on voit des prostatites à phénomènes aigus alarmants, guérir en peu de temps.

Reclus ajoute : « Ce n'est pas seulement dans les prostatites aiguës que l'eau à haute température peut rendre des services, elle est fort utile encore dans les prostatites chroniques, lorsque la glande hypertrophiée devient le siège de congestions fréquentes. Ceux que l'on appelle « les prostatiques », voient parfois à l'occasion d'un refroidissement subit, d'un excès de table, d'une course en voiture, d'une station assise trop prolongée, survenir une dysurie plus ou moins tenace, ou même une véritable rétention d'urine. »

Les lavements d'eau chaude suffisent sans nul adjuvant pour combattre ces accidents et les faire céder.

Sous leur influence, la miction redevient facile et ne s'accompagne plus de douleurs.

De nombreuses observations publiées par MM. Aris, Brissaud, Cazaux et Ducosté, sont venues confirmer les faits mis en lumière par Reclus. Nous empruntons à la thèse de M. Ducosté l'observation qui nous a paru la plus typique :

Observation XII

Prostatite.

M. N..., soixante-dix-huit ans. Hypertrophie de la prostate. Rétention complète survenue à la suite d'un refroidissement.

Depuis un an, se lève huit ou dix fois la nuit pour uriner. Il y a trois jours, sorti en voiture, eut très froid aux pieds, au retour il ne put arriver à uriner, appela un médecin qui fit des efforts pour franchir la prostate avec la sonde, conseilla le lit, le régime lacté, et nous montra le malade le quatrième jour. Fièvre intense, prostate énorme. Le malade n'urine que par regorgement ; il est impossible de franchir la prostate sans crainte de lésion. Nous conseillons les lavements à 45 degrés toutes les deux heures. Le lendemain matin, les battements avaient disparu, le malade urine seul, très lentement, mais urine. Le troisième jour du traitement, la sonde n° 12 peut passer, nous lavons la vessie matin et soir à la solution boriquée à 40 degrés. Les lavements continués quatre fois par jour sont gardés une demi-heure. Après cinq jours de ce traitement, le malade est complètement remis, le jet est suffisant, les urines sont claires, il n'y a plus de battements.

IV. — Utérus.

Pendant fort longtemps, c'est sous forme d'injections vaginales que l'on fit agir l'eau chaude sur l'utérus ; mais de cette façon, le col seul en recevait quelque action. C'est à Reclus que revient le mérite d'avoir démontré que l'utérus était beaucoup plus facilement abordable par la voie vaginale.

La préférence doit donc être accordée aux lavements pour tous les cas où on veut faire agir l'eau chaude sur le corps de l'utérus, dans les cas d'inflammation, de métrorragie, de ménorragies, de dysménorrhée.

1° **Inflammations de l'utérus.** — Les lavements chauds (45 à 50 degrés) agissent d'une façon tout à fait remarquable dans les inflammations chroniques péri-utérines, dans les exsudats péri- et para-utérins. Sous l'influence du repos joint à ces lavements, on voit les exsudats se résorber et tout rentrer dans l'ordre chez des femmes qui paraissaient ne pouvoir guérir que par une opération.

On peut également employer ce traitement dans certaines métrites, notamment dans la métrite atrophique par lactation prolongée, par ménopause précoce, chez les obèses, etc. ; dans ces cas, on voit les lavements chauds régulariser les fonctions utérines, les écoulements menstruels. Ils sont également du plus grand secours dans la métrite chronique avec utérus dur violacé par congestion veineuse. De nombreux cas ont été publiés où des cures ont été obtenues par l'action combinée des lavements chauds et des injections vaginales, nous n'insisterons pas sur ce sujet, un travail récent ayant été publié par M. Ducosté, sous l'inspiration de M. Reclus.

2° **Métrorragies.** — Les propriétés hémostatiques des lavements d'eau chaude peuvent être utilisées dans les hémorragies de l'utérus, dans les métrorragies par endométrites, par annexite, par fibromyome, et ici encore on peut combiner l'action des lavements chauds avec celle des injections chaudes.

3° **Ménorragies.** — Ce mode de traitement peut exercer une action favorable dans les ménorragies accidentelles ou qui se produisent à l'occasion de la ménopause.

4° **Dysménorrhée.** — Il résulte d'une communication orale de M. Tripier, qu'il a employé les lavements d'eau chaude avec le plus grand succès dans la dysménorrhée si fréquente des jeunes filles. Les douleurs parfois si vives qui se font sentir principalement la veille de l'apparition des règles et peuvent se continuer plus ou moins pendant la période menstruelle, sont immédiatement calmées par ce moyen, qui peut aussi en prévenir la production, ce qui est encore mieux.

Pour arriver à ce résultat, M. Tripier conseille en général aux malades de commencer l'emploi des lavements dès la moindre apparition des douleurs; puis de répéter le lavement lorsque la plus légère tendance au retour des douleurs se manifeste, ordinairement plusieurs fois par jour, 3, 4, 5, 6 fois pendant la période menstruelle, et en un mot, aussi souvent que les douleurs menacent de réapparaître, de manière à *empêcher absolument* leur production.

Il résulte de cette manière de procéder, que non seulement on épargne aux malades des douleurs plus ou moins vives et parfois très pénibles, mais qu'on préserve les malades de ces inflammations chroniques de l'utérus parfois consécutives à une dysménorrhée persistante. En tout cas, les malades qui n'ont pas souffert au moment de leurs règles, voient disparaître peu à peu beaucoup de leurs malaises habituels de l'espace intercalaire, tels que : douleurs sourdes persistant du côté du ventre ou des reins et se réveillant sous l'influence de la marche ou de la voiture dyspepsie, troubles nerveux divers, troubles de la nutrition et affaiblissement général.

Les lavements agissent d'une manière favorable surtout par l'effet de la chaleur qui régularise la circulation du petit bassin et particulièrement celle de l'utérus, empêchant des congestions passives et des phénomènes inflammatoires qui peuvent en être la conséquence. Ils ont aussi l'avantage d'évacuer des matières fécales contenues dans l'intestin.

Il va sans dire qu'on doit éviter toute cause capable d'agir en sens inverse de l'effet qu'on veut obtenir. C'est ainsi que le *repos absolu* est de rigueur pendant la période menstruelle et que les malades doivent avoir un régime et une hygiène qui éloignent les causes de congestion du côté de l'utérus et de troubles des fonctions digestives, etc.

Ce traitement réussit à coup sûr, dans les formes bénignes et même moyennes. Mais lorsque les douleurs sont très violentes, cèdent difficilement à l'emploi des lavements ou se reproduisent très rapidement ; lorsqu'elles se prolongent, ou même se reproduisent à un certain degré dans le cours de la période intercalaire ou encore lorsqu'il existe une constipation opiniâtre, il convient d'employer les lavements d'eau chaude, non seulement au moment des périodes menstruelles, comme il a été dit plus haut en prenant autant de lavements qu'il sera nécessaire pour *prévenir* les douleurs, mais encore pendant les périodes intercalaires en prenant chaque jour un lavement d'eau chaude que l'on peut rendre au besoin légèrement laxatif lorsque la constipation ne cède pas. L'effet des lavements chauds, qui se continue sans interruption, arrive peu à peu à mettre l'utérus dans les conditions les plus favorables.

V. — Système nerveux.

Nous avons déjà constaté que, dans toutes les affections que nous venons d'étudier, les lavements d'eau chaude ont une action sédative bien manifeste sur l'élément douleur. Il était donc tout naturel de les essayer dans les cas de douleurs de causes diverses avec ou sans lésions appréciables.

1° **Coliques saturnines.** — C'est ainsi que M. Tripier fut amené à employer les lavements chauds dans les coliques saturnines, et il a bien voulu nous communiquer l'observation suivante :

Observation XIII

Coliques de plomb.

Jules H..., trente-huit ans, chapelier, entre le 28 avril 1886, à l'Hôtel-Dieu de Lyon, dans le service de M. Raymond Tripier.

Père mort à cinquante-huit ans, d'un refroidissement, mère encore vivante. Un frère et une sœur bien portants. Une sœur morte à trente-huit ans, hydropique.

Adénite et impétigo de la tête dans l'enfance. Aucune maladie.

Pas de rhumatisme; alcoolisme (apéritif trois ou quatre fois par semaine), pas de syphilis.

L'affection actuelle date de quatre jours. Depuis sept semaines, le malade manquant de travail dans son métier, était entré dans une fabrique de minium. Au début, douleurs très vives dans tout l'abdomen et en particulier autour de l'ombilic. A partir de ce moment, constipation opiniâtre, ni liquides, ni gaz. Actuellement, ces douleurs persistent avec la même intensité et forcent le malade à chercher des positions plus ou moins variées pour les diminuer : il souffre moins quand il est couché sur le ventre.

Liseré de Burton très mince et pâle, mais nettement caractérisé. Pas d'ictère ; pas de vomissements ; anorexie ; langue saburrale ; soif vive. La pression sur l'abdomen est douloureuse ; un peu de tympanisme. La matité hépatique commence à deux travers de doigt au-dessous du mamelon et finit au rebord des fausses côtes ; mais cette matité n'est pas franche.

Rien au poumon, rien au cœur : P. = 80, assez fort et dur Taches de pelade sur la poitrine ; la barbe qui était entièrement tombée, commence à repousser.

Pas d'albumine dans les urines.

30 avril. — Hier, le malade a pu conserver un lavement à 48 degrés, il a été immédiatement soulagé ; le soir il a eu deux selles.

Nous voyons, d'après ce cas, que dans les coliques saturnines on peut obtenir, par le moyen de lavements d'eau chaude, un soulagement presque immédiat.

2° **Coliques hépatiques.** — Un pareil résultat engagea M. Tripier à expérimenter ce traitement dans les coliques hépatiques et il vit que l'on peut obtenir parfois un peu de soulagement, sans cependant arriver à faire cesser complètement la douleur.

3° **Douleurs de nature inconnue.** — Du reste, quelle que soit la nature des douleurs siégeant dans l'abdomen, on peut toujours tenter l'emploi des lavements d'eau chaude en raison des résultats précédemment obtenus, et de l'innocuité de leur emploi. En outre c'est un moyen que l'on a toujours sous la main et qui est à la portée de toutes les bourses.

MANUEL OPÉRATOIRE

Les effets thérapeutiques des lavements d'eau chaude dépendent tellement de la manière dont ils sont administrés, qu'il nous semble indispensable de résumer dans un chapitre spécial toutes les précautions que nécessite leur emploi.

Nous aurons à considérer :

1° La position à donner au malade ;

2° Les instruments nécessaires ;

3° Le liquide à injecter (quantité, température).

1° **Position à donner au malade.** — Il n'importe pas seulement que l'eau chaude arrive au contact du rectum, il faut encore que le lavement soit gardé le plus longtemps possible. Aussi la position à donner au malade a-t-elle une certaine importance.

Le malade devra être placé dans le décubitus dorsal qui est la position la plus commode et la moins fatigante.

2° **Instruments nécessaires.** — On peut se servir d'un irrigateur Eguisier, bien que cet instrument soit difficile à maintenir dans un état de propreté parfaite. Il vaut donc mieux employer si possible un vase en verre contenant 1 litre de liquide, muni d'un tube en caoutchouc. Ce tube en caoutchouc d'une longueur d'au plus 1 mètre, porte à son extrémité une canule assez longue et aussi souple que possible, de manière à ce qu'elle ne puisse blesser aucun organe.

3° **Liquide à injecter** (volume, température). — Le volume du liquide à injecter est variable suivant l'âge du sujet. Pour les enfants, 250 à 300 grammes suffisent; chez l'adulte on peut aller facilement jusqu'à 1 litre, mais si pour une cause quelconque l'intestin ne peut supporter une aussi grande quantité de liquide, il sera préférable d'en donner moins afin que le lavement soit mieux gardé.

Quant à la température du liquide, nous savons par les expériences physiologiques qu'elle a la plus haute importance. Elle peut varier entre 45 et 55 degrés. Cette dernière température est, en dépit des apparences, assez bien tolérée par le rectum. Mais il n'y a pas intérêt, dans la pratique, à dépasser 50 degrés.

Pour apprécier la température, le mieux serait de faire usage du thermomètre. Si l'on ne possédait pas cet instrument, on pourrait tout de même évaluer approximativement la température, d'après les données suivantes :

De 45 à 48 degrés on peut maintenir la main tout entière immobile dans le liquide sans éprouver aucune sensation pénible.

Dans l'eau à 50 degrés on peut maintenir la main immobile pendant dix à quinze secondes; on éprouve alors une sensation de brûlure qu'on peut faire disparaître en agitant la main dans le liquide.

Dans l'eau à 55 degrés, la main éprouve une sensation de brûlure très douloureuse.

Bien entendu, ces données dépendent beaucoup de l'expérimentateur, mais avec un peu d'habitude on obtient une approximation bien suffisante pour la pratique.

Quelques remarques sur l'application des lavements chauds.—Le lavement d'eau chaude n'ayant d'action que s'il est gardé un certain temps, ainsi que le démontrent les observations cliniques, il est de la plus haute importance de faire disparaître les causes qui pourraient amener une évacuation rapide. Il faut donc administrer le lavement d'eau chaude après que le malade a été à la selle ou bien donner au préalable un lavement évacuateur. La canule doit être introduite avec précaution surtout chez les prostatiques. Si son introduction occasionnait de la douleur et n'était pas tolérée, on pourrait appliquer au préalable un tampon d'ouate imbibé avec une solution de cocaïne. Une fois l'injection commencée, elle doit être poussée très lentement; pour cela il ne faut élever le broc que progressivement. Si des contractions se font sentir, il faut interrompre l'injection du liquide, pour ne la reprendre que lorsque la réaction de la paroi intestinale a cessé. Si la sensation de plénitude devenait trop violente, on pourrrait l'atténuer en se couchant quelques instants sur le côté gauche.

Le lavement pour produire tout son effet doit être gardé, si possible, une demi-heure.

Il sera répété plus ou moins souvent suivant les cas et surtout suivant l'effet produit ; qu'il s'agisse de calmer la douleur ou d'arrêter l'hémorragie, un nouveau lavement sera administré dès que l'action du précédent aura cessé de se faire sentir. Par conséquent les indications varieront pour ainsi dire avec chaque cas.

Les lavements d'eau chaude occasionnent parfois le rejet avec les selles de matières d'aspect membraneux composées de mucus et de débris épithéliaux. Ce fait peut inquiéter la famille, comme on l'a vu dans l'observation XI, mais il n'a aucune signification fâcheuse puisque nous l'avons également constaté à l'état physiologique. Afin de calmer toutes les inquiétudes il est peut-être bon de prévenir le malade de la production possible de ce phénomène qui cède du reste assez rapidement.

Dans tous les cas en ne dépassant pas les températures indiquées il n'y a absolument aucun danger à redouter.

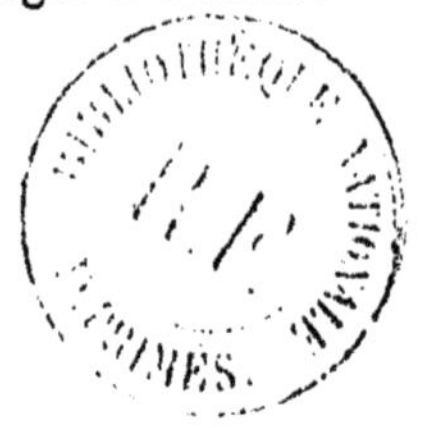

CONCLUSIONS

I. Il résulte de l'étude physiologique que l'eau chaude (45 à 50 degrés), introduite dans le rectum a une action à la fois antispasmodique sur la fibre musculaire lisse, décongestionnante et hémostatique sur les vaisseaux et sédative sur le système nerveux.

Cette triple action est principalement locale, mais elle se fait sentir aussi à distance à un moindre degré.

II. Dans les cas pathologiques, on voit cette action s'exercer d'une manière favorable dans les états congestifs inflammatoires, accompagnés ou non d'hémorragies, qui ont pour siège le rectum et les organes voisins contenus dans le petit bassin, et aussi sur des points plus ou moins éloignés du tube digestif tout au moins.

INDEX BIBLIOGRAPHIQUE

Barnes. — Sur le traitement de l'hémorragie après l'accouchement. (Mémoire lu au Congrès international des médecins à Londres, 1881 ; voy. Ann. de Gyn., 1881).

Bernard Cl. — Leçons sur la chaleur animale, 1876.

Budin. — De l'emploi des injections chaudes en gynécologie. (Journal de médecine de Paris, 24 janvier 1886, et Manuel de Gyn. par Berry Hart et Freeland Barbou, traduit par Crouzat, préface de M. Budin.)

Calliburcès. — Comptes rendus de l'Académie des sciences, séance du 28 décembre 1857.

Cazaux. — Eau chaude dans les prostatites aiguës (thèse de Paris, 1885-1895, n° 205).

Ducosté. — Eau chaude en chirurgie (thèse de Paris, 1895-1896)

Eisenmann. — Du traitement de quelques inflammations abdominales par l'emploi des grands lavements d'eau chaude. (Bull. génér. de thérap., Paris, 1858 ; LV. 542-40.)

Emmet de New-York. — The Principle on Practice of Gyn., 3e édition, 1884, p. 113 et suivantes. (Voy. traduct. dans les Ann. de Gyn., par Courty, p. 331 et suiv.)

Häfer. — Centralblat f. kl. med., 1888, p. 832.

Korytin. — Treatment of dysentery by washing out the large intestine. (Vratch Saint-Pétersbourg, 1890, XI, p. 957.)

Lemoine. — Traitement de la dysenterie par les lavements de bichlorure de mercure. (Thér. méd. 1890, p. 49.)

Reclus. — De l'eau chaude en chirurgie. (Gaz. hebd. de médecine et de chirurgie, Paris, 1884, p. 801.)

— Cliniques chirur. de l'Hôtel-Dieu, Paris, 1888.

Sneguireff. — Hémorragies utérines, traduction Varnier, Paris, 1886.

Tripier R. — Lyon médical, 1887, p. 508.

Trousseau. — Gazette des hôpitaux, 1853.

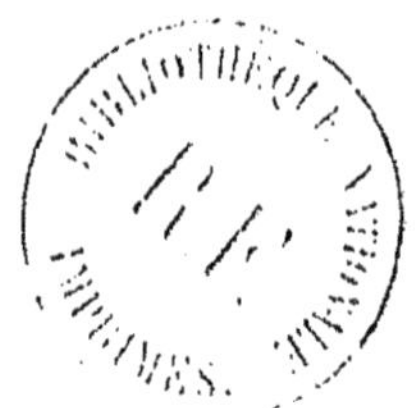

TABLE

Imp. Pitrat Aîné, A. Rey Successeur, 4, rue Gentil. — 1895

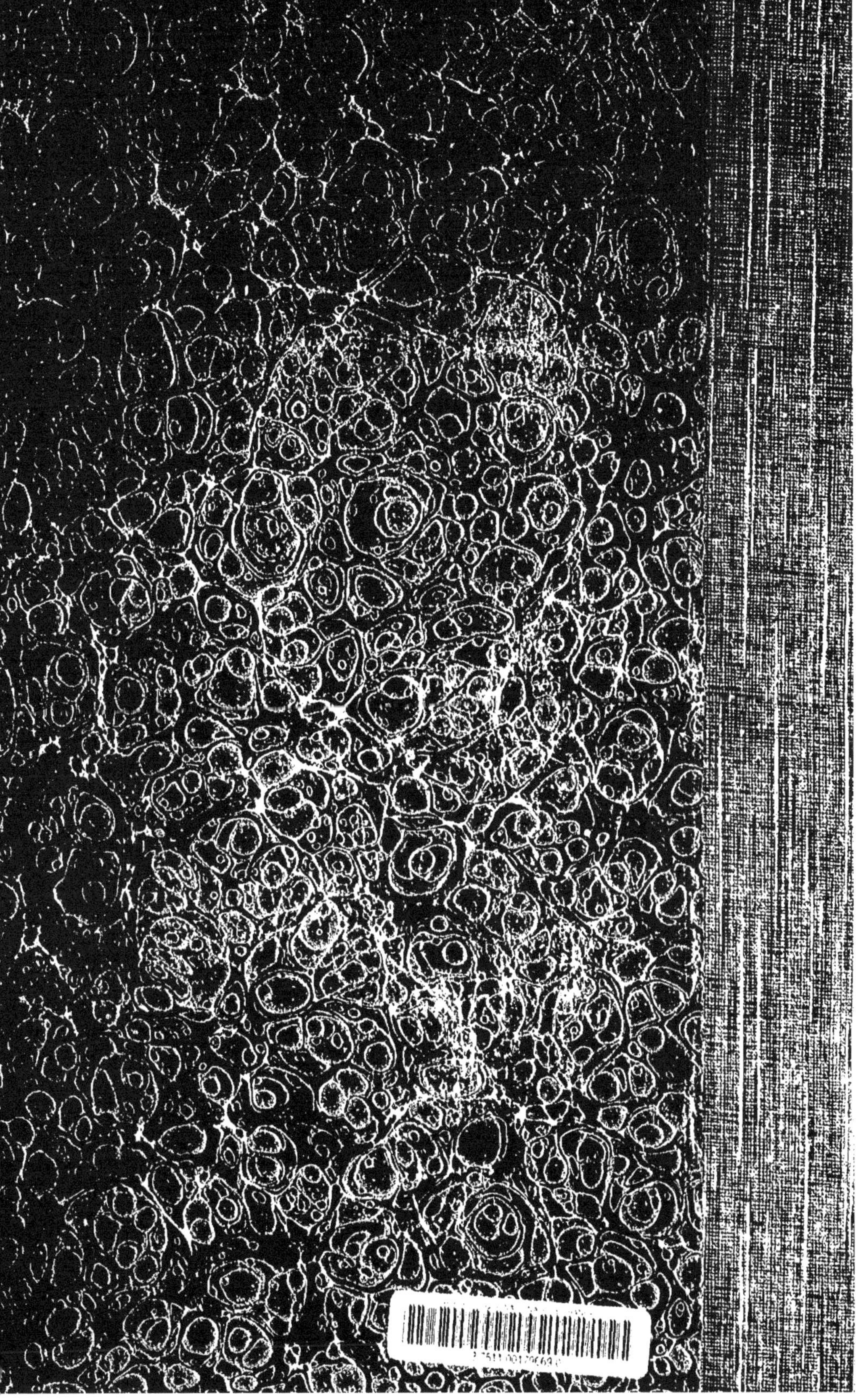

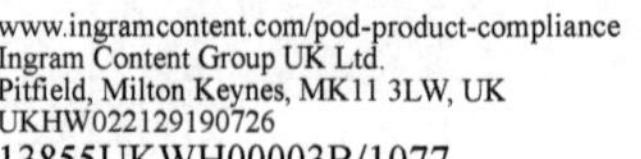

www.ingramcontent.com/pod-product-compliance
Ingram Content Group UK Ltd.
Pitfield, Milton Keynes, MK11 3LW, UK
UKHW022129190726
13855UKWH00003B/1077

9 782013 565424